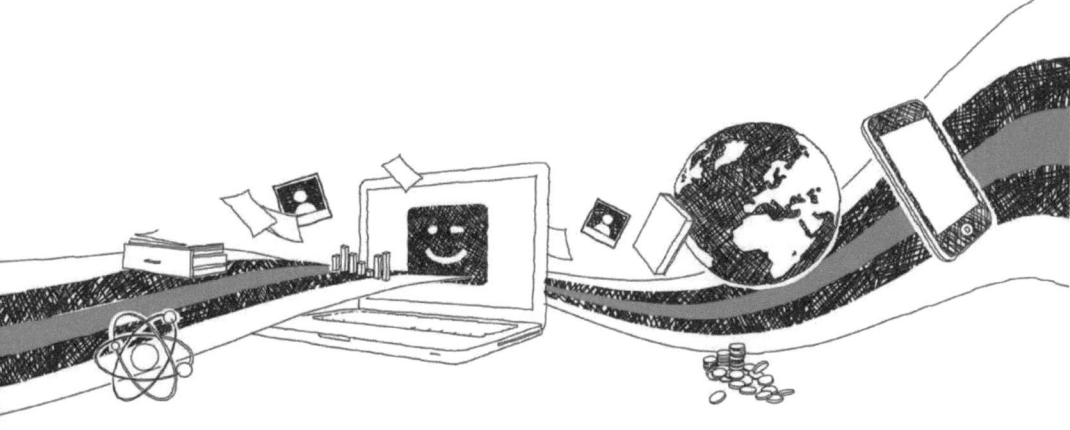
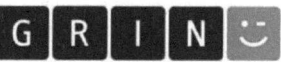

Kerstin Bösl

Marketing im konfessionellen Krankenhaus. Widerspruch oder Segen?

Inwiefern kann das Marketing aus der Gewerbewirtschaft auf den Nonprofit-Gedanken einer freigemeinnützigen Klinik übertragen werden?

GRIN Verlag

Bibliografische Information der Deutschen Nationalbibliothek:

Die Deutsche Bibliothek verzeichnet diese Publikation in der Deutschen National-
bibliografie; detaillierte bibliografische Daten sind im Internet über http://dnb.d-
nb.de/ abrufbar.

Impressum:

Copyright © 2014 GRIN Verlag, Open Publishing GmbH
Druck und Bindung: Books on Demand GmbH, Norderstedt Germany
ISBN: 978-3-668-01256-1

Dieses Buch bei GRIN:

http://www.grin.com/de/e-book/302873/marketing-im-konfessionellen-krankenhaus-
widerspruch-oder-segen

GRIN - Your knowledge has value

Der GRIN Verlag publiziert seit 1998 wissenschaftliche Arbeiten von Studenten, Hochschullehrern und anderen Akademikern als eBook und gedrucktes Buch. Die Verlagswebsite www.grin.com ist die ideale Plattform zur Veröffentlichung von Hausarbeiten, Abschlussarbeiten, wissenschaftlichen Aufsätzen, Dissertationen und Fachbüchern.

Besuchen Sie uns im Internet:

http://www.grin.com/

http://www.facebook.com/grincom

http://www.twitter.com/grin_com

Studienarbeit

Marketing im konfessionellen Krankenhaus – Widerspruch oder Segen?

Bösl Kerstin

Vorwort

Die gesundheitsökonomischen und -politischen Strukturveränderungen am Gesundheitsmarkt korrelieren mit einem zunehmenden Wettbewerb. Kliniken müssen sich mit Strukturen und Maßnahmen befassen, um sich dauerhaft am Markt zu positionieren oder zu profilieren. Im Hinblick auf diese Entwicklungen etabliert sich das lange Zeit ausschließlich als Werbung und Verkaufsförderung verkannte Marketing auch im Krankenhaussektor. In der vorliegenden Studienarbeit wird geprüft, inwiefern das aus der Gewerbewirtschaft stammende Marketing, als mögliches Instrument, auf die konfessionelle Ausrichtung eines freigemeinnützigen Krankenhauses übertragen werden kann.

Inhaltsverzeichnis

Abbildungsverzeichnis

Abkürzungen

AMA	American Marketing Association
CI	Corporate Identity
GG	Grundgesetz
GKV	Gesetzliche Krankenversicherung
HWG	Heilmittelverordnungsgesetz
KHG	Krankhausfinanzierungsgesetz
MBO	Musterberufsordnung für Ärzte
MVZ	Medizinisches Versorgungszentrum
NPO	Nonprofit-Organisation
SBG V	Sozialgesetzbuch Fünftes Buch
UWG	Gesetz gegen den unlauteren Wettbewerb

1   Einleitung

Deutschland befindet sich im demografischen Wandel. Dem kontinuierlichen Absinken der Geburtenrate steht, vor allem wegen des medizin-technischen Fortschritts und der Verbesserung der Hygienebedingungen, eine zunehmend höhere Lebenserwartung der Bevölkerung gegenüber.[1] Diese Veränderung führt zu einer steigenden Zahl chronisch erkrankter und multimorbider Patienten. Da deren Behandlung aufwändiger und kostenintensiver durchgeführt werden muss, erscheint der Krankenhaussektor in finanzieller Hinsicht vom demografischen Wandel besonders betroffen. Zusätzlich konkurriert der Gesundheitssektor um die immer knapper werdende Ressource der Fachkräfte. Der seit 2010 verpflichtende Nachweis eines Qualitätsmanagements (gemäß §137 Sozialgesetzbuch Fünftes Buch - SGB V), die pauschalierte Vergütung auf Preisbasis (Diagnosis Realated Groups - DRGs) sowie zunehmende gesundheitswirtschaftliche Einsparungen erhöhen den Kostendruck auf Seiten der Krankenhäuser. Diese Situation wird durch immer kürzere Krankenhausverweildauern, den Abbau von Betten sowie die zunehmende Privatisierung öffentlicher Träger verschärft.[2] Somit stehen Krankenhäuser, heute mehr denn je, unter einem steigenden Wettbewerbsdruck.

Der Anteil an Kliniken in finanzstarker, privater Trägerschaft hat sich im Zeitraum von 1991 bis 2010 bereits verdoppelt.[3] Auf Grund deren Wachstumsstrategie wird sich dieser Trend, vor allem zu Ungunsten der öffentlichen Trägerschaften weiter fortsetzen. Durch den historisch begründeten Vertrauensvorsprung in der Versorgung von alten und kranken Menschen haben die freigemeinnützigen Krankenhäuser einen Wettbewerbsvorteil. Daher hält sich deren Entwicklung mit einem Marktanteil um die 36 % konstant.[4] Dennoch müssen sich konfessionelle Träger mit Strategien und Maßnahmen auseinandersetzen, die ihnen dauerhaft einen Wettbewerbsvorteil sichern und sie als Unternehmen am Gesundheitsmarkt weiter positionieren.

---

[1] Vgl. Preißing, Dagmar (2010), S. 4-5.
[2] Vgl. Spindler, Jutta/ Schelhase Torsten (2009), S. 658-659, Arnold, Andrea (2008), S. 539.
[3] Vgl. Statista (2014), online im Internet unter
   http://de.statista.com/statistik/daten/studie/180058/umfrage/anteile-der-krankenhaeuser-in-deutschland-nach-traegerschaft/ (Stand:08.08.2014)
[4] Vgl. Bölt, Ute/ Graf, Thomas (2012), S. 114, Fischer, Michael (2009), S. 39.

Ziel der vorliegenden Studienarbeit ist es zu prüfen, inwiefern das aus der Gewerbewirtschaft stammende Marketing, als mögliches Instrument, auf den Nonprofit-Gedanken[5] einer freigemeinnützigen Klinik übertragen werden kann.

Dazu wird das kirchliche Krankenhaus sowohl als Dienstleitungsunternehmen sowie als konfessionelle Institution dargestellt. Weiter werden die theoretischen Grundlagen des Krankenhausmarketings aufgezeigt. Mittels dieser Erkenntnisse wird die Forschungsfrage „Marketing im kirchlichen Krankenhaus - Widerspruch oder Segen?" diskutiert und beantwortet. Innerhalb eines abschließenden Fazits erfolgt die kurze Zusammenfassung der Ergebnisse.

---

[5] Gesellschaftlich als sinnvoll und notwendig anerkannter Leistungsgedanke ohne das Ziel der Gewinngenerierung. Vgl. Gabler-Wirtschaftslexikon, Stichwort Nonprofit-Organisation, online im Internet unter http://wirtschaftslexikon.gabler.de/Definition/nonprofit-organisation-npo.html?extGraphKwId=4696 (Stand:10.08.2014).

2   Das kirchliche Krankenhaus

Im folgenden Teil der Arbeit wird das Krankenhaus, sowohl als Dienstleistungsunternehmen sowie als konfessionelle Institution dargestellt.

2.1   Das Krankenhaus als stationärer Leistungsanbieter

Zunächst werden die betriebswirtschaftlichen Grundlagen eines Krankenhauses erklärt, um im Anschluss eine Klassifizierung der selbigen als Dienstleistungsunternehmung durchzuführen.

2.1.1   Krankenhausbetriebswirtschaftliche Grundlagen

Definitionen des Begriffes Krankenhaus finden sich im § 2 Krankhausfinanzierungsgesetz (KHG) sowie im § 107 Abs. 1 des Sozialgesetzbuches Fünftes Buch (SGB V).

(1) Krankenhäuser im Sinne dieses Gesetzbuchs sind Einrichtungen, die

1. der Krankenhausbehandlung oder Geburtshilfe dienen,

2. fachlich-medizinisch unter ständiger ärztlicher Leitung stehen, über ausreichende, ihrem Versorgungsauftrag entsprechende diagnostische und therapeutische Möglichkeiten verfügen und nach wissenschaftlich anerkannten Methoden arbeiten,

3. mit Hilfe von jederzeit verfügbarem ärztlichem, Pflege-, Funktions- und medizinisch-technischem Personal darauf eingerichtet sind, vorwiegend durch ärztliche und pflegerische Hilfeleistung Krankheiten der Patienten zu erkennen, zu heilen, ihre Verschlimmerung zu verhüten, Krankheitsbeschwerden zu lindern oder Geburtshilfe zu leisten, und in denen

4. die Patienten untergebracht und verpflegt werden können.[6]

---

[6] Sozialgesetzbuch Fünftes Buch (SGB V), Gesetzliche Krankenversicherung, in der Fassung vom 20.12.1988 (BGBl. I S. 2477), zuletzt geändert durch Artikel 2 des Gesetzes zur nachhaltigen und sozial ausgewogenen Finanzierung der Gesetzlichen Krankenversicherung (GKV- Finanzierungsgesetz – GKV-FinG) am 22.12.2010 (BGBl I S.2309,2309).

Die krankenhausspezifische Kernleistung besteht in der Verbesserung des Gesundheitszustands des Patienten, durch Diagnose-, Therapie- und Pflegeleistungen.[7] Eine Ergänzung erfolgt durch Versorgungs- (z.B. Unterbringung und Verpflegung) und Serviceleistungen (z.B. Freizeit- und Kulturprogramme). Sie zielen darauf ab, einen möglichst angenehmen Aufenthalt zu ermöglichen. Verwaltungs- und Instandhaltungsleistungen setzen die notwendigen Rahmenbedingungen zur effizienten und zeitnahen Erbringung aller Prozesse.[8]

Krankenhausleistungen umfassen die stationäre, teilstationäre, vor- und nachstationäre Behandlung sowie die stationären Leistungen im Rahmen einer Integrierten Versorgung[9]. Weiter nehmen Krankenhäuser, beispielsweise durch die Gründung medizinischer Versorgungszentren (MVZ)[10], ambulantes Operieren oder im Falle einer Unterversorgung im vertragsärztlichen Bereich, an der ambulanten Versorgung teil.[11]

Der Betreiber einer Gesundheitseinrichtung wird als Träger bezeichnet. In Deutschland sind drei Arten von Klinikträgerschaften zu unterscheiden:[12]

- Öffentlich-rechtliche Krankenhäuser

  Bundesländer, Gemeinden oder sonstige Einrichtungen (z.B. Polizei und Bundeswehr) sind Besitzer dieser Kliniken. Das wesentliche Ziel ist die Sicherstellung der Krankenversorgung der Bevölkerung. Im Jahr 2012 ist dies mit 29,8 % die am wenigsten vertretene Trägerform.

---

[7] Vgl. Preuß, Olaf (2013), S. 26.
[8] Vgl. Hagen, Alexander (2009), S. 347.
[9] Sektorübergreifende Versorgungsform, durch eine Vernetzung der verschiedenen medizinischen Fachrichtungen. Vgl. Bundesministerium für Gesundheit (2014), online im Internet unter http://www.bmg.bund.de/krankenversicherung/zusatzleistungen-wahltarife/integrierte-versorgung.html (Stand: 08.08.2014).
[10] MVZ sind in der gesetzlichen Definition (§ 95 SGB V) fachübergreifende, ärztlich geleitete Einrichtungen, die über die strukturierte Zusammenarbeit mindestens zweier Ärzte mit unterschiedlichen Facharzt- oder Schwerpunktbezeichnungen eine interdisziplinäre Versorgung aus einer Hand gewährleisten sollen. Vgl. Bundesverband Medizinische Versorgungszentren-Gesundheitszentren-Integrierte Versorgung e.V., online im Internet unter http://www.bmvz.de/wissenswertes/mvz-information/medizinische-versorgungszentren/#p1 (Stand:25.08.2014).
[11] Vgl. Zapp, Winfried/ Oswald, Julia et al. (2014), S. 17, Wernitz, Martin H./ Pelz, Jörg (2011), S. 91.
[12] Vgl. Zapp, Winfried/ Oswald, Julia et al. (2014), S. 104-111, Birkner, Barbara/ Lüttecke, Henner/Gürtler, Jochen (2009), S. 186-188, Preuß, Olaf (2013), S. 23, Statista (2014), online im Internet unter http://de.statista.com/statistik/daten/studie/180058/umfrage/anteile-der-krankenhaeuser-in-deutschland-nach-traegerschaft/ (Stand:08.08.2014).

- Private Krankenhäuser

  Dabei handelt es sich um Einrichtungen, die eine Konzession nach der Gewerbeordnung voraussetzen und in privater Rechtsform mit dem Ziel der Gewinnerzielung betrieben werden (z.B. Sana Kliniken AG und Rhön-Klinikum AG). Die Zahl dieser Häuser stieg bis zum Jahr 2012 auf 34,6 %.

- Freigemeinnützige Krankenhäuser

  Die meisten deutschen Kliniken (im Jahr 2012 35,6 %) gehören zu einem Träger der freien Wohlfahrtspflege (z.B. Deutscher Caritasverband und Deutsches Rotes Kreuz). Für diese Krankenhäuser spielt das erwerbswirtschaftliche Prinzip keine Rolle. Die Hauptmaxime der Leistungserbringung wird durch ethische Normen, wie Menschenwürde, Freiheit und Gerechtigkeit beeinflusst.

Seit 1972 trennt der Bundesgesetzgeber, auf Rechtsgrundlage des KHG, die Krankenhausfinanzierung in Investitions- und Betriebskosten. Man spricht daher von einer dualen Finanzierung.[13] Gemäß § 1 Abs. 1 KHG ist das Ziel eine bedarfsgerechte Versorgung der Bevölkerung mit leistungsfähigen, eigenverantwortlich haushaltenden Krankenhäusern sowie die wirtschaftliche Absicherung dieser Kliniken und die Realisation sozial verantwortbarer Pflegesätze.[14] Dabei ist nach § 1 Abs. 2 KHG die Vielfalt der Krankenhausträger zu beachten und die wirtschaftliche Absicherung freigemeinnütziger sowie privater Krankenhäuser zu gewährleisten.[15]

---

[13] Vgl. Kolb, Thomas (2001), S. 31.
[14] Vgl. Krankenhausfinanzierungsgesetz (KHG), Gesetz zur wirtschaftlichen Sicherung der Krankenhäuser und zur Regelung der Krankenhauspflegesätze, in der Fassung vom 10.04.1991 (BGBl. I S. 886), zuletzt geändert durch Artikel 1 des Gesetzes zum ordnungspolitischen Rahmen der Krankenhausfinanzierung (Krankenhausfinanzierungsreformgesetz – KHRG) am 17.03.2009 (BGBl. I S. 534,534).
[15] Ebd.

Anspruch auf dieses Finanzierungsprinzip haben Krankenhäuser, die nach § 108 SGB
V für die gesetzlichen Krankenkassen (GKV) zur Krankenhausbehandlung
zugelassenen sind:[16]

1. Krankenhäuser, die nach den landesrechtlichen Vorschriften als
   Hochschulklinik anerkannt sind,

2. Krankenhäuser, die in den Krankenhausplan eines Landes aufgenommen
   sind (Plankrankenhäuser), oder

3. Krankenhäuser, die einen Versorgungsvertrag mit den Landesverbänden
   der Krankenkassen und den Verbänden der Ersatzkassen abgeschlossen
   haben.

Die Investitionskosten (z.B. für Neu- und Umbauten, Erstausstattungen,
Gebrauchsgüter sowie Anlagegüter) werden steuerfinanziert vom verantwortlichen
Bundesland getragen. Die Finanzierung der laufenden Betriebskosten (beispielsweise
für Personal, Strom und Heizung) erfolgt über die Abrechnung der Behandlungsfälle im
Rahmen eines pauschalierten Entgeltsystems. Sie werden von den gesetzlichen und
privaten Krankenkassen aus Beitragsmitteln oder von selbstzahlenden Patienten über
Leistungsentgelte beglichen.[17] Das duale System erweist sich jedoch vor allem durch
die Verteilung von Investitionsmitteln auf Landesebene sowie durch lange
bürokratische Wege als komplikationsbehaftet.[18] Der erschwerte Zugang zu
öffentlichen Fördergeldern führt zu einem Wettbewerbsvorteil der privaten Träger. Das
zur Verfügung stehende Eigenkapital befähigt diese, Organisationsprozesse durch
Investitionen zu optimieren.[19]

---

[16] Sozialgesetzbuch Fünftes Buch (SGB V), Gesetzliche Krankenversicherung, in der Fassung
vom 20.12.1988 (BGBl. I S. 2477), zuletzt geändert durch Artikel 2 des Gesetzes zur
nachhaltigen und sozial ausgewogenen Finanzierung der Gesetzlichen Krankenversicherung
(GKV- Finanzierungsgesetz – GKV-FinG) am 22.12.2010 (BGBl I S.2309,2309).
[17] Vgl. Birkner, Barbara/ Lüttecke, Henner/Gürtler, Jochen (2009), S. 199-202.
[18] Vgl. Wernitz, Martin H./Pelz, Jörg (2011), S. 95.
[19] Vgl. Zapp, Winfried/ Oswald, Julia et al. (2014), S. 109.

2.1.2   Das Krankenhaus als Dienstleistungsbetrieb

Dienstleistungen sind per Definition weitgehend immaterielle, nichtlagerfähige und selbständig marktfähige Leistungen, deren Bereitstellung mittels Leistungsfähigkeiten (personellen, sachlichen oder immateriellen Ressourcen) erfolgt. Der Dienstleistungserstellungsprozess bedingt die Integration eines externen Faktors in Form von Objekten (z.B. Auto in der Werkstatt) oder Subjekten (z.B. Patient im Krankenhaus). Bestreben ist es, eine nutzenstiftende Wirkung zu erzielen.[20] Weiter erfolgen Produktion und Konsum der Leistung, nach dem uno-actu Prinzip, zeitlich und räumlich simultan.[21]

Die in der stationären medizinischen Einrichtung erbrachten Leistungen sind patientenspezifisch und daher schwer zu standardisieren. Ferner erfordern sie einen hohen Personalaufwand mit einem sehr intensiven Kontakt zwischen dem therapeutisches Team (z.B. Arzt oder Gesundheits- und Krankenpflegepersonal) und dem Patienten. Eine direkte Beteiligung des Patienten an der Behandlung, als humaner externer Faktor, ist zwingend vorausgesetzt.[22]

Auf Grund der fehlenden Lagerfähigkeit muss die Krankenhausdienstleistung, gemäß dem uno-actu-Prinzip, an anwesenden Patienten erstellt werden.[23] Die krankenhausbetriebliche Leistung ist durch ein immaterielles Ergebnis gekennzeichnet. In Bezug auf die Ergebnisqualität setzt sie, insbesondere vor Inanspruchnahme, das Vertrauen des Patienten voraus.[24] Weiter ist die Krankenhausleistung durch die Bereitstellung von Ressourcen seitens des Anbieters charakterisiert. Da eine Reihe von Leistungen in der Klinik mit Hilfe von Sachmitteln erbracht wird, ist eine strikte Trennung von medizinischen Dienst- und Sachleistungen nur schwer möglich.[25] Beispielsweise bedingt das Implantieren eines Herzschrittmachers neben der Erbringung einer Dienstleistung eine Sachleistung, ohne die die Dienstleistung keinen Nutzen stiften würde.

Demnach ist nach der Art der betrieblichen Leistungen das Krankenhaus in die Gruppe der Dienstleistungsbetriebe einzuordnen.

---

[20] Vgl. Meffert, Heribert/ Burmann, Christoph/ Kirchgeorg, Manfred (2012), S. 29, Meffert, Heribert/ Bruhn, Manfred (2012), S. 14.
[21] Vgl. Preuß, Olaf (2013), S. 27.
[22] Vgl. Olandt, Henrik (1998), S. 10-12, Preuß, Olaf (2013), S. 27.
[23] Vgl. Preuß, Olaf (2013), S. 27.
[24] Vgl. Thill, Klaus-Dieter (1999), S. 44.
[25] Vgl. Fleßa, Steffen (2007), S. 234.

2.2   Abgrenzung des konfessionellen Krankenhauses

Um das konfessionelle Krankenhaus von anderen Klinikträgern abzugrenzen, erfolgt im nachfolgenden Teil der Arbeit die Begriffsbestimmung des kirchlichen Krankenhauses aus theologischer, rechtlicher und ökonomischer Perspektive.

2.2.1   Theologische Perspektive

Die Begriffsdefinition des kirchlichen Krankenhauses aus theologischer Sicht setzt das Verständnis der Grunddienste der Kirche voraus. Demnach ist die Martyria die Verkündigung des christlichen Glaubens durch die lebendige Weitergabe oder die Heilige Schrift. Liturgie bezeichnet die Feier des Gedenkens an Jesu Christi (beispielsweise innerhalb von Gebet, Gottesdienst und Wallfahrt) sowie die Feier der Sakramente (z.B. Taufe, Eucharistie und Firmung). Der dritte Grundvollzug der Kirche ist die Diakonie, welche die Werke der Liebe und der Barmherzigkeit gegenüber notleidenden Menschen fokussiert. Die Koinonia ist Bestandteil der drei anderen Wesensäußerungen und bezieht sich auf die christliche Gemeinschaft.[26]

Dementsprechend

„[...] kann das kirchliche Krankenhaus als Werk am notleidenden Menschen verstanden werden, das sich zur Aufgabe gemacht hat, dem Menschen, in Krankheit, Heilung und Genesung beizustehen. [...] Die Gottesverkündigung, die Gottesliebe und die Gottesgemeinschaft sind im Dienst am Kranken eins."[27]

Diese Einordnung bestimmt das Wertesystem und den Grundauftrag eines konfessionellen Krankenhauses. Somit ist die biblische Tradition Richtschnur der Unternehmenspolitik. Aus dem christlichen und damit ganzheitlichen Menschenbild resultiert die Begleitung und Versorgung des Patienten und seiner Angehörigen bis hin zu Sterben und Tod. Das Angebot der religiösen Begleitung durch die Klinikseelsorge nimmt daher einen besonders hohen Stellenwert ein. Im Rahmen einer angestrebten, guten Zusammenarbeit wird von den Mitarbeitern einer kirchlich geführten Klinik die Identifikation mit den christlichen Unternehmenswerten vorausgesetzt. Angebote zur Auseinandersetzung mit dem christlichen Glauben sollen dies unterstützen.

---

[26] Vgl. Schwegel, Philipp (2010), S. 8-10, O.V. (2004), online im Internet unter
http://www.bsbzarchiv.de/unterricht/grundvollzuege_der_kirche.htm (Stand:10.08.2014).
[27] Schwegel, Philipp (2010), S. 10.

Gemäß der Koinonia erfolgt die Mitarbeiterführung anhand gemeinsam festgesetzter Ziele.[28]

2.2.2   Rechtliche Perspektive

Gemäß des Bundesverfassungsgerichtes unterliegt ein kirchliches Krankenhaus nach Art. 4 Abs. 1 und 2 des Grundgesetzes (GG) der Religionsfreiheit. Art. 19 Abs. 3 GG schließt juristische Personen und damit die kirchlichen Trägerschaften in den Geltungskreis ein.[29]

Um verfassungsrechtlich als konfessionelle Klinik zu gelten, bedarf es einer glaubensmäßigen Ausrichtung an den Lehren der Kirche. Weiter handelt es sich um caritative und religiöse Einrichtungen, wenn die Gesundheitsversorgung an einem ganzheitlichen Menschenbild orientiert ist.[30] Das Bundesverfassungsgericht erkennt die kirchliche Krankenversorgung als Religionsausübung an, sofern der Dienst an Gott mit dem Dienst am Kranken korreliert.[31] Somit sind kirchliche Krankenhäuser angehalten die Beziehung zur Kirche zu stärken und diese sowohl nach außen als auch betriebsintern glaubhaft zu leben und umzusetzen.[32]

2.2.3   Ökonomische Perspektive

Im ökonomischen Kontext zählen kirchliche Krankenhäuser per Definition zu Dienstleitungsunternehmen unter freigemeinnütziger Trägerschaft. Als sogenannte Nonprofit-Organisationen (NPO) nehmen sie eine Sonderstellung am Krankenhausmarkt ein.[33]

---

[28] Vgl. Fischer, Michael (2009), S. 46-52.
[29] Vgl. Grundgesetz für die Bundesrepublik Deutschland (GG), in der im Bundesgesetzblatt Teil III, Gliederungsnummer 100-1, veröffentlichten bereinigten Fassung, zuletzt geändert durch Artikel 1 des Gesetzes vom 11. Juli 2012 (BGBl. I S. 1478).
[30] Vgl. Schwegel, Philipp (2010), S. 12-13, Gärtner, Heribert W. (1994), S. 82-84.
[31] Vgl. Leisner, Walter (1983), S. 27, Gärtner, Heribert W. (1994), S. 82-84.
[32] Vgl. Schwegel, Philipp (2010), S. 14, Gärtner, Heribert W. (1994), S. 82-84.
[33] Vgl. Schwegel, Philipp (2010), S. 17.

„Einer sehr breiten Definition folgend versteht man unter Nonprofit-Organisationen (NPO) alle diejenigen Organisationen, die weder erwerbswirtschaftliche Firmen noch öffentliche Behörden der unmittelbaren Staats- und Kommunalverwaltung sind. NPO sind ferner jene Organisationen, die einem gesellschaftlich als sinnvoll und notwendig anerkannten Leistungsauftrag folgen und dabei nicht in erster Linie vom Ziel der Gewinngenerierung geleitet werden."[34]

Eine Besonderheit stellen deren abgabe- und arbeitsrechtlichen Privilegien dar. Auf Grundlage der Gemeinnützigkeit kirchlicher Krankenhäuser sind diese von einigen Steuerabgaben befreit (z.B. Körperschaftssteuer, Umsatzsteuer und Gewerbesteuer).[35] Auch fallen sie als Wesensäußerung der Kirche unter das sogenannte Autonomierecht. Demnach haben Kirchen das Recht, ihre Angelegenheiten selbständig und innerhalb des allgemein gültigen Gesetzes zu regeln. Die Dienstgemeinschaft sowie ein spezielles Individual- und Kollektivarbeitsrecht charakterisieren den arbeitsrechtlichen Rahmen. Darüber hinaus existieren Vorteile im Bereich der Geldzuwendungen durch Spenden. Dennoch determinieren gemeinnützige Abgabeordnungen, kirchliches Arbeitsrecht und staatliche Finanzierung den ökonomischen Handlungsspielraum kirchlicher Krankenhäuser. Die arbeitsrechtlichen Rahmenbedingungen sind geprägt durch parallel existierende Entscheidungsgremien, doppelte Geltungsbereiche sowie ein starres Tarifsystem und sind daher reformationsbedürftig. Der freigemeinnützige Status korreliert mit staatlichen Vorgaben bezüglich der Finanzierungsform und der strategischen Ausrichtung.[36] Auch können konfessionelle Krankenhäuser weder Betriebsverluste, noch fehlende Fördermittel aus Steuermitteln ersetzen. Somit verstärkt sich die Gefahr einer Wettbewerbsverzerrung.[37]

---

[34] Gabler-Wirtschaftslexikon, Stichwort Nonprofit-Organisation, online im Internet unter http://wirtschaftslexikon.gabler.de/Definition/nonprofit-organisation-npo.html?extGraphKwId=4696 (Stand:10.08.2014).
[35] Vgl. Anheier, Helmut K./ Seibel, Wolfgang et al. (2002), S. 24, Fleßa, Steffen (2007), S. 226.
[36] Vgl. Schwegel, Philipp (2010), S. 140, Gärtner, Heribert, W., (1994), S. 87-88.
[37] Vgl. Gärtner, Heribert, W., (1994), S. 87-88, Oberender, Peter (2009), S. 11.

3   Krankenhausmarketing

Im folgenden Teil der Arbeit wird der Begriff Krankenhausmarketing theoretisch behandelt und dessen verschiedene Facetten aufgezeigt. Weiter wird der, auf die Besonderheiten des Krankenhausbetriebs zugeschnittene, Marketing-Mix aufgezeigt.

3.1   Definition und Charakteristika des Krankenhausmarketing

Der aus dem Englischen stammende Begriff Marketing ist mit Vertrieb oder Absatz zu übersetzen. In der Literatur findet sich keine einheitliche Definition. Vielmehr ist diese Begrifflichkeit einem permanenten Wandel im Zeitverlauf unterworfen.[38]

Die klassische Interpretation von Marketing durch Meffert umfasst

> „[...] die Planung, Koordination und Kontrolle aller auf die aktuellen und potentiellen Märkte ausgerichteten Unternehmensaktivitäten. Durch die dauerhafte Befriedigung der Kundenbedürfnisse sollen die Unternehmensziele verwirklicht werden."[39]

Die international anerkannte und verbreitete Begriffsbestimmung der American Marketing Association (AMA) aus dem Jahr 2010 vertritt das moderne und erweiterte Marketingverständnis. Demnach ist Marketing die Aktivität von Institutionen und Prozessen zur Erstellung, Kommunikation, Bereitstellung und Austausch von Angeboten, die Mehrwert für Kunden, Partnern und der Gesellschaft insgesamt haben.[40] Der Kundenbegriff kann in Verbindung mit dem Dienstleistungsunternehmen Krankenhaus gleichgesetzt werden mit

- aktuellen, ehemaligen und potentiellen Patienten,
- Fach- und Hausärzten (in ihrer Funktion als Zuweiser[41]),
- Geldgebern (z.B. gesetzliche und private Krankenkassen, Banken, Industrie),
- Besuchern,
- aktuellen, ehemaligen und potentiellen Mitarbeitern
- öffentliche Medien,
- Lieferanten,
- anderen Krankenhäusern
- und Krankenhausträgern.[42]

---

[38] Vgl. Meffert, Heribert/ Burmann, Christoph/ Kirchgeorg, Manfred (2012), S. 11.
[39] Meffert, Heribert (1974), S.8.
[40] Vgl. Meffert, Heribert/ Burmann, Christoph/ Kirchgeorg, Manfred (2012), S. 12-13.
[41] Als Zuweiser wird der niedergelassene Arzt bezeichnet, der den Patienten in das spezifische Krankenhaus einweist.

Aus dem Blickwinkel der NPO nimmt der Patient eine Sonderstellung ein. Dieser ist nicht Kunde im Sinne erwerbswirtschaftlicher Geschäfte. Vielmehr ist er Leistungsempfänger, der nach den Prinzipien einer NPO ohne direkten finanziellen Ausgleich behandelt wird.[43] Aus diesem Blickwinkel ist das Marketing von Krankenhausleistungen eine Philosophie der konsequenten Patientenorientierung, die alle Bereiche und Aktivitäten des Klinikbetriebs umfasst. Sie zielt primär darauf ab, die Wünsche und Bedürfnisse des Patienten zu befriedigen.[44]

Eine weitere Schlüsselposition obliegt den niedergelassenen Ärzten. Sie übernehmen als sogenannte Zuweiser die Vermittlerfunktion zwischen ambulantem und stationärem Sektor. Als fachkundige Personen und durch die praktische Erfahrung in der Zusammenarbeit sind sie in der Lage die Dienstleistungsqualität adäquat zu beurteilen. Für potentielle Patienten dienen sie als unabhängige Informationsquelle, die in den Krankenhausauswahlprozess mit einbezogen wird.[45]

Innerhalb der gesetzlichen Krankenversicherung werden die Kosten der in Anspruch genommenen Leistungen übernommen. Dazu schließen die Krankenkassen mit den Krankenhäusern Versorgungsaufträge ab, die sie verpflichten die im Rahmen der gesetzlichen Bestimmungen erbrachten Leistungen zu vergüten. Gleichzeitig sind die Krankenkassen die Interessenvertreter der Versichertengemeinschaft und fordern vom Krankenhaus eine qualitativ hochwertige Versorgung zu vertretbaren Beitragssätzen.[46] Insofern sind auch sie als eine bedeutende Kundengruppe anzusehen.

---

[42] Vgl. Thill, Klaus-Dieter (1999), S.50-51, Preuß, Olaf (2013), S. 77-79.
[43] Vgl. Scheuch, Fritz (2002), S. 292-293.
[44] Vgl. Fleßa, Steffen (2010), S. 284-286.
[45] Ebd.
[46] Vgl. Haubrock, Manfred/ Meiners, Norbert/ Albers, Frank (1998), S. 44.

3.2   Marketingforschung

Strategische Grundsatzentscheidungen basieren auf Informationen über den Ist-Zustand des aktuellen Marktsystems sowie erkennbaren prospektiven Entwicklungstendenzen. Krankenhäuser benötigen Marktforschung und kontinuierliche Analysen, um Chancen und Risiken aufzudecken und damit eine professionelle und zielgerichtete Entscheidungsgrundlage zu haben.[47] Umwelt- und Umfeldentwicklung sowie die Auswirkung alternativer Marktbearbeitungsstrategien sind mögliche Forschungsinhalte.

> „Die Relevanz der Leistungsfähigkeit des Anbieters, die Integration des externen Faktors sowie die Immaterialität führen zu Bewertungsunsicherheiten bei potentiellen Nachfragern, deren Identifizierung Aufgabe der Marktforschung im Dienstleistungssektor ist."[48]

---

[47] Vgl. Scheuch, Fritz (2002), S. 301-302.
[48] Meffert, Heribert/ Bruhn Manfred (2012), S.98.

In Bezug auf die Merkmale von Krankenhausdienstleistungen lassen sich folgende Aufgabenschwerpunkte der Krankenhaus-Marketingforschung darstellen (Abb. 1):

Merkmale von Krankenhausdienstleistungen:	Aufgabenschwerpunkte der Krankenhaus-Marketingforschung:
Immaterialität	• Analyse des Kundenverhaltens • Qualitäts-/ Kundenzufriedenheitsforschung und Beschwerdeanalyse • Imageforschung
Leistungsfähigkeit des Anbieters	• Analyse der Mitarbeiterfähigkeiten und -motivation (auf Grund der qualitätsentscheidenden Rolle des Kontaktpersonals sowie zur Kontrolle der Dienstleistung bezüglich der Kundenanforderung und der Leistungsspezifikation der Klinik)
Integration des externen Faktors	• Standortanalyse unter Berücksichtigung der Krankenhausplanung, des Versorgungsauftrags und -verträgen • Analyse des Interaktionsverhaltens interner (Mitarbeiter) und externer Faktoren (Patienten/Kunden) zur Steuerung einer zielgerichteten Patientenbetreuung • Analyse des Interaktionsverhaltens des Patienten/ Kunden

Abbildung 1: Aufgabenschwerpunkte der Krankenhaus-Marketingforschung[49]

Eine Untersuchung der Marketingsituation erhebt und bewertet alle, für die spezifische Situation des Krankenhauses kennzeichnenden Daten. Diese Informationen berücksichtigen sowohl qualitative (z.B. Verhalten oder Schwerpunkte) als auch quantitative (z.B. Anzahl, Verteilung und Entwicklung) Aspekte über:[50]

• das eigene Unternehmen (z.B. interne Stärken und Schwächen auch in Beziehung zu Konkurrenten)

• die Umwelt (z.B. externe Chancen, Risiken und Entwicklungen in der Gesundheitspolitik, Wettbewerbsumwelt sowie innerhalb des Geschäftsfelds)

---

[49] In Anlehnung an Meffert, Heribert/ Bruhn Manfred (2012), S. 98, Arnold, Andrea (2008), S. 541.
[50] Vgl. Thill, Klaus-Dieter (1999), S.50, 63-64, Arnold, Andrea (2008), S. 541-543, Preuß, Olaf (2013), S. 77-79.

- die Nachfrager im relevanten Einzugsgebiet (z.B. sozio-/ demografische Verteilung des Patientenaufkommens, Vorstellungen, Erwartungen und Bedürfnisse)
- die Konkurrenz (z.B. Anzahl, Leistungsschwerpunkte oder Marktstellung anderer Krankenhäuser)
- die Aktionen und Reaktionen der Konkurrenten (z.B. von andern Kliniken eingesetzte Marketinginstrumente)
- die Beziehung zwischen den Teilnehmern (z.B. Kooperations- und Wettbewerbsverhalten zwischen Abteilungen anderer Kliniken und niedergelassenen Ärzten)
- die Erfolge der eingesetzten Marketinginstrumente

Ein effizienter und zielgerichteter Einsatz der Marketingbemühungen erfordert weiter die Identifikation der spezifischen Zielgruppen des Krankenhausmarketings. Durch die Bildung möglichst homogener Teilgruppen innerhalb dieser Adressaten, beispielsweise nach bestimmten Krankheitsbildern oder der ausgewählten Fachrichtung bei Zuweisern, erfolgt eine weitere Segmentierung und damit Differenzierung des Marktes.[51]

3.3   Marketingkonzeption im Krankenhaus

Eine klassische Marketingkonzeption basiert auf der Marketingforschung und beinhaltet Ziele, Strategien und Maßnahmen einer Organisation, die auf den Absatz der erstellten Leistung am Markt ausgerichtet sind. Dies gilt auch für den Krankenhausbetrieb. Daher korreliert die Marketing-Konzeption eines Krankenhauses mit der eines erwerbswirtschaftlichen Unternehmens und lässt sich in die Bereiche Marketing-Ziele, Marketing-Strategien und Marketing-Mix gliedern.[52]

---

[51] Vgl. Thill, Klaus-Dieter (1999), S. 51, Haubrock, Manfred/ Meiners, Norbert/ Albers, Frank (1998), S. 70-71.
[52] Vgl. Haubrock, Manfred/ Meiners, Norbert/ Albers, Frank (1998), S. 57.

3.3.1   Marketing Ziele

Bei der Entwicklung eines Krankenhauszielsystems spielen neben den gesetzlichen Grundlagen die Wertevorstellungen des Trägers, der Mitarbeiter und externer Interessensgruppen eine große Rolle. Sie bilden die Rahmenbedingungen, innerhalb deren sich das Marketing vollzieht. Hauptziel eines Krankenhauses ist, gemäß dem Nonprofit-Gedanken, die Verbesserung des Gesundheitszustands des Patienten durch Diagnose-, Therapie- und Pflegeleistungen. Eine Konkretisierung erfolgt über die sogenannten Zwischen-, Unter-, und Nebenziele. Sie beinhalten beispielsweise Zielsetzungen bezüglich der Gestaltung der Leistungserstellung, der Betriebsführung, der Ausbildung oder Forschung.[53]

Die Marketingziele orientieren sich am Krankenhauszielsystem und stellen anzustrebende Sollgrößen dar, die durch den Einsatz absatzpolitischer Instrumente erreicht werden sollen.[54] Dem Krankenhausmarketing können im Wesentlichen drei Ziele vorgegeben werden:[55]

- Zufriedenheit der behandelten Patienten
- Rekrutierung neuer Patienten
- Positive Innen- und Außenwahrnehmung des Krankenhauses

3.3.2   Marketingstrategie

Die Strategie ist die ranghöchste Lenkungsentscheidung im Unternehmen. Sie muss dem langfristigen Ziel (Vision) und dem Auftrag der Organisation (Mission) entsprechen. Innerhalb der Marketingstrategie eines Krankenhauses werden die Wege, Maßnahmen und Instrumente zur Erreichung der Marketingziele festgelegt.[56]

Für eine optimale Lenkungsleistung ist es notwendig, ein möglichst vollständiges Strategiekonzept festzulegen. Es umfasst die vier Ebenen, Marktfeld-, Marktstimulierungs-, Marktparzellierungs- und Marktarealstrategie.[57]

Im Folgenden werden die für Krankenhäuser am relevantesten Strategieebenen aufgezeigt.

---

[53] Vgl. Thill, Klaus-Dieter (1999), S. 60-62.
[54] Vgl. Meffert, Heribert/ Bruhn Manfred (2012), S. 132.
[55] Vgl. Deutz, Wolfgang (1999), S. 43, Haubrock, Manfred/ Meiners, Norbert/ Albers, Frank (1998),S. 60-62.
[56] Vgl. Eichhorn, Peter/ Seelos, Hans-Jürgen et al. (2000), S. 207, Fleßa, Steffen (2007), S. 293, Scheuch, Fritz (2002), S. 300.
[57] Vgl. Fleßa, Steffen (2007), S. 293.

3.3.2.1   Marktstimulierungsstrategie:

Diese Strategiedimension betrifft die grundsätzliche Bestimmung der Art und Weise, wie Unternehmen ihre Absatzmärkte beeinflussen wollen. Dazu stehen zwei unterschiedliche strategische Optionen zur Verfügung.

Die Preis-Mengen-Strategie ist durch ein Niedrigpreiskonzept bei zufriedenstellender Leistungsqualität charakterisiert. Im Krankenhaussektor spielt der Preis als Instrument der Marktbeeinflussung eine untergeordnet Rolle. Daher ist diese Strategie für einen Klinikbetrieb eher irrelevant.

Die Präferenzstrategie setzt auf den Qualitätswettbewerb, um den wahrgenommenen Nutzen der Dienstleistung beim Konsumenten zu erhöhen. Im Krankenhaussektor zielt sie vor allem auf die, für den Patienten leichter zu bewertenden, Sekundärleistungen (z.B. Diagnose-/ Therapie-/Pflege- oder Versorgungsleistungen) ab. Neben der Qualität der Küche, der Ausstattung des Krankenzimmers und der Freundlichkeit des Personals sind auch kurze Wartezeiten anzuführen. Sie sind als Indiz der organisatorischen Effizienz ein entscheidender Wettbewerbsfaktor.[58]

3.3.2.2   Marktfeldstrategie

Auf der strategischen Ebene der Marktfeldstrategien erfolgt die Festlegung des Leistungsprogramms und konkreter Zielmärkte. Die hier getroffenen Entscheidungen, weisen die marketingstrategischen Stoßrichtungen, welche für Entwicklung und Wachstum der Organisation verantwortlich sind. Dies ist auch für Krankenhäuser von besonderer Bedeutung. Das Unternehmen muss sich hierfür auf eine oder mehrere Leistungs-/ Marktkombinationen (Marktfelder) festlegen.[59]

---

[58] Vgl. Haubrock, Manfred/ Meiners, Norbert/ Albers, Frank (1998), S. 69.
[59] Vgl. Fleßa, Steffen (2007), S. 293-294, Meffert, Heribert/ Bruhn Manfred (2012), S. 145-150.

Es besteht die Auswahl zwischen vier grundlegenden Optionen, die in der Produkt-Markt-Matrix nach Ansoff dargestellt werden (Abb. 2):

Märkte Dienstleistungen	Gegenwärtig	Neu
Gegenwärtig	Marktdurchdringung	Marktentwicklung
Neu	Dienstleistungsentwicklung/ -innovation	Diversifikation

Abbildung 2: Markfeldstrategien im Dienstleistungsmarketing[60]

Die Marktdurchdringungsstrategie gründet auf dem Prinzip, einen existierenden Markt mit bestehenden Dienstleistungen durch verstärkte Marketingaktivitäten optimal zu nutzen. Dies kann sowohl über die Erhöhung der Nutzungsintensität bei bestehenden Kunden, als auch über die Gewinnung von Kunden der Konkurrenz oder von Nicht-Verwendern realisiert werden.[61] Sie ist die zweckmäßigste und gleichermaßen natürlichste Basisstrategie im Krankenhausbereich. Die Restriktion durch gesetzliche Vorgaben hinsichtlich der Preisbildung erfordert eine Realisierung der Ertragsverbesserung über eine Optimierung der Auslastung.[62] Im Hinblick auf den verstärkten Wettbewerb um Patienten, durch verkürzte Krankenhausverweildauern und einem Überangebot an Betten, gilt es sukzessive neue Kunden zu akquirieren.[63]

Die Marktentwicklungsstrategie strebt an, für die gegenwärtigen Dienstleistungen mindestens einen neuen Markt zu erschließen. Eine Lokalisation neuer Marktchancen kann über die Öffnung von Zusatzmärkten durch Expansion auf regionaler, nationaler oder internationaler Ebene erfolgen. Auch die Gewinnung neuer Marktsegmente durch eine gezielte Funktionsausweitung oder Variation des Anwendungsbereiche bestehender Dienstleistungen sind möglich.[64] Der Aufbau neuer, spezialisierter

---

[60] Meffert, Heribert/ Bruhn Manfred (2012), S. 146.
[61] Vgl. Meffert, Heribert/ Bruhn Manfred (2012), S. 146, Becker, Jochen (2005), S. 41.
[62] Vgl. Haubrock, Manfred/ Meiners, Norbert/ Albers, Frank (1998), S. 66.
[63] Vgl. Deutz, Wolfgang (1999), S. 18.
[64] Vgl. Meffert, Heribert/ Bruhn Manfred (2012), S. 147, Becker, Jochen (2006), S. 153.

Fachabteilungen ist dabei ein für den Krankenhaussektor denkbares Szenario.[65]

Ansatzpunkt der Strategie der Dienstleistungsentwicklung besteht darin, neue, innovative Dienstleistungen für die gegenwärtigen Kunden zu entwickeln. Dabei sind echte Innovationen (originäre Dienstleistungen, die es ursprünglich nicht gab) von quasi-neuen Dienstleistungen (neuartig, jedoch auf Grundlage bereits vorhandener Dienstleistungen) und Me-Too-Dienstleistungen (Dienstleistungen, die zwar für das jeweilige Unternehmen eine Innovation darstellen, jedoch nur eine Nachahmung bereits am Markt vorhandener sind) zu unterscheiden.[66]

Auf Grund des progredienten medizin-technischen Fortschritts und zum Erhalt der Konkurrenzfähigkeit ist es für Kliniken zwingend notwendig sich fortwährend und möglichst zeitnah mit neuen Leistungsangeboten auseinanderzusetzen. Diese sind auf die Ansprüche und Bedürfnisse der Zielgruppen auszurichten. Um sich von anderen Leistungsanbietern abzuheben soll den Adressaten durch sichtliche und kontinuierliche Modifikationen ein möglichst nachhaltig, positiver Eindruck vermittelt werden.[67]

Die Strategie der Diversifikation ist durch die Ausrichtung des unternehmerischen Handelns auf neue Dienstleistungen für neue Märkte gekennzeichnet. Dabei existieren drei verschiedene Ausprägungen, die in ihrem unternehmerischen Risiko variieren. Bei der horizontalen Diversifikation, wird das bisherige Angebot um Dienstleistungen erweitert, die spezifische Ähnlichkeit mit den bestehenden aufweisen (z.B. Erweiterung des eigentlichen Krankenhauses um Pflegeheimbereiche). Die Erschließung weniger restriktiver Märkte soll das positive Image auf den traditionellen Krankenhausbereich übertragen und damit die Auslastung optimieren. Innerhalb der vertikalen Diversifikation werden neue Dienstleitungen in das Programm aufgenommen, die bisher in der Wertschöpfungskette entweder vor- oder nachgelagert waren. Sie umfassen somit präventive und ambulante Behandlungsmöglichkeiten sowie den Aufbau von Rehabilitations- und Nachsorgezentren. Hinsichtlich des Modells der Integrierten Versorgung erscheint diese Bestrebung als chancenreich. Ein Vorstoß in völlig neuartige Dienstleistungs- und Marktbereiche erfolgt innerhalb der lateralen Diversifikation. Dabei handelt es

---

[65] Vgl. Haubrock, Manfred/ Meiners, Norbert/ Albers, Frank (1998), S. 66.
[66] Vgl. Meffert, Heribert/ Bruhn Manfred (2012), S. 147-148, Becker, Jochen (2005), S. 44.
[67] Vgl. Haubrock, Manfred/ Meiners, Norbert/ Albers, Frank (1998), S. 67.

sich um attraktivitäts- und patientenkomfortsteigernde, eigenständige Dienstleistungsangebote innerhalb des Krankenhauses (z.B. Restaurant, Frisör und Florist).[68]

3.3.3 Marketing-Mix

Die operative Umsetzung des Krankenhausmarketings entspricht der festgelegten Strategie und impliziert die Anwendung verschiedener Marketinginstrumente, die in den Bereichen Produkt-, Preis-, Distributions- und Kommunikationspolitik zusammengefasst werden. Der Begriff Marketing-Mix bezeichnet dabei einen aufeinander synergetisch abgestimmten Instrumenteneinsatz.[69]

Im Folgenden werden die klassischen Elemente dargestellt und hinsichtlich ihrer Relevanz im Krankenhausbereich erläutert.

3.3.3.1 Preispolitik

Die Preispolitik umfasst alle Strategien und Maßnahmen zur zielgerichteten Gestaltung des vom Abnehmer wahrgenommenen Preis-Nutzen-Verhältnisses eines Produktes oder einer Dienstleistung. Da die Kernleistungen jedoch mittels Fallpauschalen entlohnt werden, sind lediglich Wahlleistungen für Preisbetrachtungen relevant. Zur Realisation von Gewinnpotentialen ist es notwendig, mittels empirischer Methoden eine optimale Preis-Absatz-Funktion zu erstellen. Demnach könnte beispielsweise eine Erhöhung des Anteils an Selbstzahlern das Krankenhaus monetär bevorteilen. Da Patienten die Möglichkeit haben, Wahlleistungsangebote verschiedener Kliniken zu vergleichen, sollte die Preisgestaltung immer im Hinblick auf die Konkurrenzsituation getroffen werden. Jedoch können Zusatz- und Wahlleistungen nur additiv einer adäquaten medizinisch-pflegerischen Versorgung als Erfolgsgrundlage gesehen werden.[70]

---

[68] Vgl. Meffert, Heribert/ Bruhn Manfred (2012), S. 148, Becker, Jochen (2006), S. 164, Haubrock, Manfred/ Meiners, Norbert/ Albers, Frank (1998), S. 69.
[69] Ebd., S. 51.
[70] Vgl. Haubrock, Manfred/ Meiners, Norbert/ Albers, Frank (1998), S. 76, Tscheulin, Dieter K./ Helmig, Bernd (2000), S. 217.

3.3.3.2   Distributionspolitik

Die Distributionspolitik gestaltet alle Entscheidungen und Vertriebsaktivitäten auf dem Weg eines Produktes oder einer Dienstleistung vom Anbieter zum Kunden. Krankenhausdienstleistungen werden, gemäß dem uno-actu-Prinzip, an anwesenden Patienten erstellt. Aufgrund dieser Standortgebundenheit reduziert sich die physische Distributionspolitik auf die Kernbereiche der Standortauswahl sowie die Gestaltung der internen und externen Distributionsorgane. Die Festlegung des Standorts ist eine langfristige, strategische Entscheidung. Oberste Priorität liegt in der zeitlichen und räumlichen Erreichbarkeit, jedoch sind auch Konkurrenten sowie vor- und nachgelagerte Strukturen zu berücksichtigen. Auch Telemedizin kann als Distributionsinstrument gelten, da sie die Distanz zwischen Patient und Leistung überbrückt.

Die akquisitorische Distribution beinhaltet eine zielorientierte Vermittlung des Leistungsangebots um Krankenhauskunden zu gewinnen und zu binden. Diesbezüglich stellen Klinikmitarbeiter (als eigentliche Leistungserbringer), Krankenhausambulanzen sowie ambulante Abteilungen (als Schnittstelle zwischen potentiellen, aktuellen Patienten und dem Krankenhaus) geeignete, interne Organe dar. Als externe Organe gelten beispielsweise Rettungsdienst oder die Zuweiser. Dementsprechend sollen Leistungs- und Kommunikationspolitik auf beide Organe ausgerichtet sein.[71]

3.3.3.3   Produktpolitik

Die Produkt- und (Dienst-)Leistungspolitik umfasst die Gestaltung des Leistungsangebotes eines Krankenhauses. Auf Grundlage der Marketingforschungsergebnisse werden neue Leistungen eingeführt, bestehende den Kundenwünschen angepasst (Variation/ Differenzierung) oder aus dem Angebotsspektrum entfernt (Elimination).[72]

Das Krankenhaus hat die Möglichkeit sein Leistungsangebot zu steuern. Innerhalb der Krankenhausbedarfsplanung kann die Ausstattung der einzelnen Abteilungen mit der Landesregierung diskutiert werden. Weiter können auf Basis von Analysen diejenigen Leistungen ermittelt werden, die effizient zu erbringen oder aus Marketinggründen vorzuenthalten sind. Der Differenzierung zu konkurrierenden Kliniken dienen

---

[71] Vgl. Haubrock, Manfred/ Meiners, Norbert/ Albers, Frank (1998), S. 76-77, Fleßa, Steffen (2007), S. 306-307, Thill, Klaus-Dieter (1999), S. 87, Scheuch, Fritz (2002), S. 305.
[72] Vgl. Hagen, Alexander (2009), S. 360.

Besonderheiten, wie beispielsweise außergewöhnliche Operationsverfahren, eine herausragende medizin-technische Ausstattung oder das Angebot der psycho-sozialen Betreuung durch ehrenamtliche Helfer (sog. Grüne Damen). Ebenso korreliert die Qualität der Dienstleistung mit der der Mitarbeiter. Daher zählen auch Personalentscheidungen zu den Gestaltungsparametern der medizinischen Leistungspolitik.[73]

Ein weiterer Aspekt

> „[…] behandelt die Darstellung der Leistung. Zielsetzung ist, das Angebot den Kundenwünschen entsprechend zu individualisieren, von der Konkurrenz abzugrenzen und seine Wiedererkennbarkeit zu fördern, um auf diese Weise eine Dienstleistungsmarke zu schaffen […]."[74]

Im Gesundheitswesen ist die Markenbildung bislang kaum verbreitet, dennoch gibt es bereits Bestrebungen von Seiten großer kirchlicher Trägerschaften.[75]

3.3.3.4   Kommunikationspolitik

Die Auswahl und Gestaltung der kundengerichteten Kommunikation erfolgt innerhalb der Kommunikationspolitik. Sie strebt über eine Informationsübermittlung die Beeinflussung von Meinungen, Einstellungen, Erwartungen und Verhaltensweisen gemäß den festgelegten Marketingzielen an und ist daher die wohl wichtigste Komponente des Krankenhausmarketings.[76]

Zur Realisierung dieser Kommunikationsziele stehen dem Krankenhaus zahlreiche Instrumente zur Verfügung. Jedoch unterliegt auch dieser Bereich rechtlichen Einschränkungen. Zum Schutz des Patienten enthält das Heilmittelverordnungsgesetzes (HWG) ein Verbot der Irreführung, ein Wettbewerbsverbot für verschreibungspflichtige Medikamente, für bestimmte Methoden und bei bestimmten schweren Krankheiten und Leiden. Das Gesetz gegen den unlauteren Wettbewerb (UWG) verbietet unter anderem irreführende und sittenwidrige Werbung. Die Musterberufsordnung für Ärzte (MBO) stellten eine Art

---

[73] Vgl. Fleßa, Steffen (2007), S. 295-297, Haubrock, Manfred/ Meiners, Norbert/ Albers, Frank (1998), S. 74-76, Tscheulin, Dieter K./ Helmig, Bernd (2000), S. 211-215.
[74] Thill, Klaus-Dieter (1999), S. 86.
[75] Fleßa, Steffen (2007), S. 296.
[76] Vgl. Haubrock, Manfred/ Meiners, Norbert/ Albers, Frank (1998), S. 77, Thill, Klaus-Dieter (1999), S. 87.

Verhaltenskodex der Mediziner gegenüber Patienten dar und impliziert eine Werbeeinschränkung für Ärzte und somit Krankenhäuser.[77]

Das für das Krankenhaus wohl bedeutendste Instrument der Kommunikationspolitik ist die krankenhausinterne- und externe Öffentlichkeitsarbeit (Public Relations). Sie

> „[...] ist das bewusste, planmäßige und dauerhafte Bestreben, bei den verschiedenen krankenhausrelevanten Zielgruppen ein gegenseitiges Verständnis und Vertrauen zu entwickeln und bei diesen Zielgruppen positive Reaktionen gegenüber dem Krankenhaus aufzubauen."[78]

Der Ausbau des Bekanntheitsgrades, ein stabiler Kontakt und Informationsaustausch mit den Krankenhauskunden oder die Realisierung eines positiven Images sollen der Klinik Wettbewerbsvorteile verschaffen.

Die Erweiterung des Bekanntheitsgrades des Krankhauses (im Allgemeinen oder für spezielle Bereiche/ Fachleute) korreliert mit einer positiven Außenwirkung. Ziel ist es, den Vertrauensvorschuss der externen Kunden (beispielsweise Zuweiser, Partner, Bewerber, Besucher, Angehörige) zu bestätigen oder zu optimieren. Eine positive Unternehmensbewertung ist abhängig vom Auftreten der Mitarbeiter gegenüber den Kundengruppen. Freundlichkeit und Vertrauen sind ausschlaggebende Faktoren für Akzeptanz und Beliebtheit. Gute Arbeitsbedingungen sowie motiviertes Personal führen zu einer Verbesserung der Leistungsqualität und damit zu zufriedenen Kunden. Es ist daher die Aufgabe des Klinikmanagements in Mitarbeiter zu investieren.

Ein weiterer Aspekt der Öffentlichkeitsarbeit liegt im Austausch von Informationen. Die Vermittlung von Tatsachen dient der Prophylaxe von Missverständnissen und Vorbehalten sowie der Intensivierung der Kundenkontakte.[79]

Im Hinblick auf die Krankenhauszielgruppen zählen beispielsweise Jahresberichte, Internetauftritt, Lagepläne, Tage der offenen Tür, Patientenbroschüren, Krankenhauszeitschriften sowie Zertifikate zu den denkbaren Medien.[80]

Die besondere Profilierung des Krankenhauses am Markt sowie die Realisierung einer unverwechselbaren Identität ist ein weiteres Aufgabenfeld der Öffentlichkeitsarbeit.

---

[77] Vgl. Fleßa, Steffen (2007), S. 304-306.
[78] Haubrock, Manfred/ Meiners, Norbert/ Albers, Frank (1998), S. 79.
[79] Vgl. Haubrock, Manfred/ Meiners, Norbert/ Albers, Frank (1998), S. 79.
[80] Vgl. Hagen, Alexander (2009), S. 364.

Dieses sogenannte Corporate Identity-Konzept (CI)

„[...] kann als ein strategisches Konzept zur Positionierung der Identität oder auch eines klar strukturierten, einheitlichen Selbstverständnisses eines Unternehmens, sowohl im eigenen Unternehmen als auch in der Unternehmensumwelt, gesehen werden."[81]

Im Rahmen einer Positionierung dieses Selbstbildes

„[...] versucht ein Krankenhaus, sich in seiner Gesamtheit den verschiedenen Teilen der Öffentlichkeit gegenüber verständlich zu machen, das Auftreten festzulegen und alle Botschaften des Krankenhauses aufeinander abzustimmen und optimal zu nutzen."[82]

Die CI kann als „[...] ganzheitliches, lebendes Leitbild[...]"[83] verstanden werden. Sie basiert auf drei Ebenen. Innerhalb des Corporate Design erfolgt die Visualisierung der Kultur, Wertvorstellungen, Unternehmensziele und Kompetenz des Krankenhauses gegenüber seinen Kunden. Wiederkehrende Gestaltungsrichtlinien wie Logo, Farben und Schriftarten aber auch hauseigene Marken werden immer auf die gleiche Weise präsentiert. So steigt die Wiedererkennungsfähigkeit der Einrichtung. Die interne und externe Kommunikationspolitik wird als Corporate Communication bezeichnet. Als Sprachrohr der Klinik unterstützt sie aktiv die Imagebildung in der Öffentlichkeit. Dabei werden Werbemaßnahmen, Public Relations und hausinterne Dokumente möglichst regelmäßig als einheitliche, einfache und knappe Botschaften formuliert und gestaltet. Das Corporate Behaviour beinhaltet das Verhalten der Krankenhausmitarbeiter gegenüber Patienten und Kunden. Es dient als wichtiger Indikator zum Unternehmensimage und zur Sichtweise Dritter zum eigenen Unternehmen.[84]

---

[81] Gabler Wirtschaftslexikon, Stichwort: Corporate Identity, online im Internet unter http://wirtschaftslexikon.gabler.de/Archiv/55410/corporate-identity-v7.html (Stand: 20.08.2014).
[82] Haubrock, Manfred/ Meiners, Norbert/ Albers, Frank (1998), S. 82.
[83] O.V. (2014), online im Internet unter http://www.myci.biz/de/blog/klinik-positionierung-corporate-identity-als-leitbild/ (Stand: 20.08.2014).
[84] Vgl. Buchmann, Uta (2010), online im Internet unter http://www.iww.de/cb/archiv/krankenhausmarketing-teil-2-aufbau-einer-corporate-identity--auch-chefaerzte-sind-gefordert-f24486 (Stand: 20.08.2014), Haubrock, Manfred/ Meiners, Norbert/ Albers, Frank (1998), S. 81-82, Deutz, Wolfgang (1999), S. 41.

4 Diskussion Marketing im kirchlichen Krankenhaus – Widerspruch oder Segen?

Das deutsche Gesundheitswesen ist von einer neuen Marktdynamik geprägt, die hauptsächlich aus veränderten gesundheitspolitischen Rahmenbedingungen sowie einer zunehmend alternden Gesellschaft resultiert. All dies führt zu einer Veränderung der deutschen Krankenhausträgerlandschaft. Bis zum Jahr 2010 konnten sich die Anzahl der privaten Betreiber zu Ungunsten der öffentlichen verdoppeln. Auf Grund des in der Geschichte verankerten Vertrauensvorsprungs halten die freigemeinnützig-betrieben Häuser bislang einen relativ konstanten Marktanteil. Jedoch waren private (34,6 %) und kirchliche (35,6 %) Träger bereits im Jahr 2012 gleichermaßen in der Krankenhauslandschaft vertreten.[85] Der durch gemeinnützige Abgabeordnungen, kirchliches Arbeitsrecht und staatliche Finanzierung eingeschränkte, ökonomische Handlungsspielraum freigemeinnütziger Krankenhäuser steht der erklärten Wachstumsstrategie der finanzstarken privaten Träger gegenüber. Somit befinden sich vor allem diese stationären medizinischen Einrichtungen in einem zunehmenden Wettbewerb.

Um sich dieser Herausforderung stellen zu können, ist es die Aufgabe des Managements konfessioneller Kliniken sich mit Strukturen und Maßnahmen auseinanderzusetzen, die sie dauerhaft am Markt positionieren oder profilieren.

Die freigemeinnützigen Trägerschaften müssen daher versuchen, Ökonomie und Religion in ihren Kliniken ausbalanciert zusammenzuführen.[86]

Anhand der christlichen Grundvollzüge

> „[...] kann das kirchliche Krankenhaus als Werk am notleidenden Menschen verstanden werden, das sich zur Aufgabe gemacht hat, dem Menschen, in Krankheit, Heilung und Genesung beizustehen. [...] Die Gottesverkündigung, die Gottesliebe und die Gottesgemeinschaft sind im Dienst am Kranken eins."[87]

---

[85] Vgl. Statista (2014), online im Internet unter
http://de.statista.com/statistik/daten/studie/180058/umfrage/anteile-der-krankenhaeuser-in-deutschland-nach-traegerschaft/ (Stand:08.08.2014).
[86] Vgl. Oberender, Peter (2009), S. 15.
[87] Schwegel, Philipp (2010), S. 10.

Aus ökonomischer Perspektive ist

> „das kirchliche Krankenhaus [...] ein diakonisches Dienstleistungsunternehmen, das im Auftrag Gottes und als Wesensäußerung der Kirche dem kranken Menschen aus seiner Not hilft."[88]

Der Nonprofit-Gedanke dieser Institutionen schließt Gewinnabsichten aus. Dennoch muss sich das Krankenhausmanagement an der Ökonomie orientieren, um eine wirtschaftliche Sicherung, gemäß dem Sozialgesetzbuch, zu gewährleisten.

Seit 1965 ist eine erste Annährung der katholischen Kirche zur Ökonomie zu verzeichnen. Innerhalb der Pastoral-Konstitution, Gaudium et spes, über die Kirche in der Welt von heute wird der Mensch in Mittelpunkt gestellt. Jedoch wird die wirtschaftliche Planung, Analyse und Gestaltung positiv bewertet und der Kirche selbst eine ökonomische Rolle zugedacht.[89] Spätestens seit der 1991 erschienen päpstlichen Sozialenzyklia, Centesimus annus, bekennt sich die katholische Soziallehre weiter zum vorherrschenden Wirtschaftssystem. Demnach ist es die Aufgabe der Kirche und deren Einrichtung, die Wettbewerbsinstrumente zum Vorteil der ihr anvertrauten Menschen zu nutzen.[90]

Unter diesen Rahmenbedingungen können sich kirchliche NPOs ohne Berührungsängste ökonomischer Techniken bedienen. Dabei müssen sie

> „[...]darauf bedacht sein, ihre normativen Grundlagen und ihre wirtschaftlichen Notwendigkeiten in ihren Managementfunktionen und- instrumenten miteinander zu verweben und diese wirkungsvoll in die Unternehmensgestaltung einzubringen."[91]

So etabliert sich, neben modernen Managementmodellen, auch das lange Zeit als „Reklame" verkannte Marketing in konfessionellen Krankenhäusern. Man spricht „[...] von kirchlichem Profil als Markenprodukt oder von Spiritualität als Kapital der Caritas."[92] Im Gesundheitswesen ist die Markenbildung bislang wenig verbreitet, dennoch gibt es bereits Markierungsbestrebungen von Seiten großer kirchlicher

---

[88] Schwegel, Philipp (2010), S. 230.
[89] Vgl. Krätzl, Helmut (2005), S.22-25.
[90] Vgl. Fischer, Michael (2012), S. 166.
[91] Fischer, Michael (2012), S. 260.
[92] Holtel, Markus (2003), online im Internet unter
http://www.aerzteblatt.de/archiv/38812/Marketing-im-Krankenhaus-Christliches-Profil-als-Chance (Stand: 24.08.2014).

Trägerschaften. Deren Namen sollen mit einer dem Menschen zugewandten Pflege assoziiert werden und damit für ein Qualitätsversprechen stehen.[93]

Für freigemeinnützige Krankenhäuser ist es ein wichtiger Ansatz sich über ihr konfessionelles Profil von den anderen stationären, medizinischen Dienstleistern abzugrenzen. Alleinstellende Merkmale sind:[94]

- Unternehmensführung auf Grundlage der biblischen Tradition
  Richtschnur der Unternehmenskultur ist die christliche Werteorientierung. Es ist oberste Führungsaufgabe diese innerhalb der Leitlinien sicherzustellen sowie das strategische und operative Handeln danach auszurichten. Zwar ist das Krankenhaus zu wirtschaftlichem Handeln verpflichtet, jedoch steht der kranke Mensch immer im Mittelpunkt des unternehmerischen Interesses.

- Führungsverantwortung
  Sie beinhaltet auf den Gemeinschaftsgedanken der Koinonia abgestimmte Grundsätze der Mitarbeiterführung und Wirtschaftsethik sowie die Fürsorgepflicht gegenüber allen Mitarbeitern.

- Orientierung am Mitarbeiter
  Kirchliche Krankenhäuser sind um eine gute Zusammenarbeit aller Mitarbeiter bemüht. Diese werden innerhalb von Einarbeitungs- und Bildungsprogrammen systematisch begleitet. Im Hinblick auf die christliche Grundausrichtung werden fachliche, ethische und theologische Kompetenz gefördert, nicht zuletzt um eine werteaffine Patientenversorgung zu gewährleisten.

- Seelsorgeangebot
  Krankenhausseelsorge basiert auf der bedingungslosen Zuwendung Gottes zu allen Menschen. Lebenskrisen und Krankheit korrelieren mit Ängsten und Sorgen von Seiten des Betroffenen und seiner Angehörigen. Deren menschliche sowie spirituelle Beratung, Begleitung und Ermutigung ist die Aufgabe der Seelsorge.

---

[93] Fleßa, Steffen (2007), S. 296.
[94] Vgl. Fischer, Michael (2012), S. 260-265, Holtel, Markus (2003) online im Internet unter http://www.aerzteblatt.de/archiv/38812/Marketing-im-Krankenhaus-Christliches-Profil-als-Chance (Stand: 24.08.2014).

- Verständnis von Krankheit und Patientenorientierung

  Aus dem christlichen und damit ganzheitlichen Menschenbild resultiert die Begleitung und Versorgung des Patienten und seiner Angehörigen von der Aufnahme bis zur Entlassung. Eine palliative Begleitung in der letzten Lebensphase bis hin zum Tod ist ebenso Teil des kirchlichen Trägerprofils.

Weiter ist die Qualitätssicherung ein unverzichtbares Ziel. „Diese Einrichtungen sind Ausdruck des christlichen Glaubens, und es entspricht ihrem Auftrag, für ihre Qualität Sorge zu tragen."[95] Mit proCum Cert hat die Krankenhauslandschaft seit 1998 ein spezifisches kirchliches Qualitätszertifikat. Neben den allgemein anerkannten Merkmalen der medizinischen und pflegerischen Versorgung umfasst es insbesondere konfessionelle Aspekte. Demnach sollen die christlichen Einrichtungen ein deutlich konturiertes, eigenständiges Profil entwickeln. Ziel ist die innerbetriebliche Qualitätssicherung gemäß religiöser Wertmaßstäbe sowie die Abgrenzung und Profilierung gegenüber konkurrenten Trägerschaften.[96]

Krankenhausmarketing ist im Nonprofit-Sektor die Philosophie der konsequenten Patientenorientierung. Fokus der Bestrebungen ist demnach und parallel zum christlichen Glauben der Mensch. Ziel ist die stetige Sicherung und Verbesserung in der Qualität als medizinischer Dienstleister sowie als Arbeitgeber. Eine finanzielle Bevorteilung wird durch den Einsatz dieser Maßnahmen nicht beabsichtigt.

Daher steht Krankenhausmarketing in keinerlei Widerspruch zu den christlichen Handlungsmaximen. Der Balanceakt zwischen Ökonomie und Spiritualität kann ein

> „[...] überaus produktiver Ort sein, in dem der Caritas und der Diakonie in einem öffentlichen Arbeitsfeld eine Übersetzungs- und Vermittlungsfunktion des christlichen Propriums zuwächst."[97]

Vielmehr ist es daher für konfessionelle Krankenhäuser ein Segen, ihr christliches Profil im Marketing einzusetzen, um sich in einer neu strukturierten Krankenhausbranche von der Konkurrenz abzusetzen und am Markt zu halten.

---

[95] Heringshausen, Gordon (2005), S. 7.
[96] Vgl. Fischer, Michael (2012), S. 319-320.
[97] Fischer, Michael (2012), S. 461.

5   Fazit

Die gesundheitsökonomischen und -politischen Strukturveränderungen am Gesundheitsmarkt korrelieren mit einem zunehmenden Wettbewerb. Kliniken müssen sich mit Strukturen und Maßnahmen befassen, um sich dauerhaft am Markt zu positionieren oder zu profilieren. Daher etabliert sich Marketing zunehmend auch im Krankenhaussektor.

Innerhalb der Grundlagenforschung wurde das Krankenhaus im betriebswirtschaftlichen Kontext dargestellt und gemäß der Kennzeichnung dem Dienstleistungssektor zugeordnet. Weiter konnte das konfessionelle Krankenhause aus theologischer, rechtlicher und ökonomischer Perspektive von anderen Trägerschaften abgegrenzt werden.

Im Rahmen der theoretischen Darstellung des Krankenhausmarketings wurden Patienten, niedergelassene Ärzte sowie die Gesetzlichen Krankenkassen als wichtigste Adressaten der Marketingbemühungen identifiziert. Ferner wurde modernes Nonprofit-Marketing als Bestrebung charakterisiert, die den gesamten Klinikbetrieb, mit dem Ziel ihn auf die Bedürfnisse seiner Kunden auszurichten, umfasst und strukturiert. Als Basis dieser Aktivitäten wurde die Marketingforschung ermittelt. Weiter wurde die Marketingkonzeption für den Klinikbereich erläutert. Dabei stellen Marketingziele anzustrebende Sollgrößen dar, die durch den Einsatz absatzpolitischer Instrumente erreicht werden sollen. Sie korrelieren mit dem Krankenhauszielsystem und orientieren sich daher an gesetzlichen Grundlagen, Wertevorstellungen des Trägers, der Mitarbeiter und externer Interessensgruppen. Hinsichtlich der Marketingstrategie wurde die Marktdurchdringungsstrategie als die zweckmäßigste und gleichermaßen natürlichste Basisstrategie im Krankenhausbereich dargestellt. Sie zielt darauf ab, bestehende Kunden zu binden oder neue zu akquirieren. Somit kann eine Ertragsverbesserung über eine Optimierung der Auslastung erfolgen. Weiter erwies sich der kombinierte Einsatz der Marketing-Instrumente im Marketing-Mix als Chance für die Klinik, um sich gegenüber seiner Konkurrenz hervorzuheben und die Wettbewerbsposition dauerhaft zu verbessern. Von besonderer Relevanz zeigten sich hierbei Kommunikationsmaßnahmen zur Information und Bindung, speziell von Patienten und Zuweiern.

Die Diskussion zur Klärung der Forschungsfrage zeigte, dass der Einsatz von Krankenhausmarketing-Maßnahmen innerhalb der NPO auf keine finanzielle Bevorteilung abzielt. Der Fokus der Bestrebungen ist, parallel zum christlichen Glauben, auf den Menschen gerichtet. Dies gewährleistet oder verbessert die Qualität als medizinischer Dienstleister sowie als Arbeitgeber. Daher konnte letztlich klar konstatiert werden, dass Marketing im konfessionellen Krankenhaus in keinerlei Widerspruch zu religiösen Handlungsmaximen steht. Vielmehr erweist es sich für konfessionelle Krankenhäuser als Segen, ihr christliches Profil im Marketing einzusetzen, um sich in einer neu strukturierten Krankenhausbranche von der Konkurrenz abzuzeichnen.

Zunächst impliziert die Einführung und Anwendung eines Marketing-Konzepts innerhalb des konfessionellen Krankenhauses einen höheren Personal- und Kostenaufwand. Auch sieht sich die Einrichtung möglicherweise ablehnenden Mitarbeitern und langen Implementierungsphasen gegenüber. Hier ist Überzeugungsarbeit und Motivation durch Verantwortliche notwendig. Im Hinblick auf die demografische Entwicklung und den zunehmenden Wettbewerb am Gesundheitsmarkt handelt es sich jedoch um eine sich lohnende, „amortisierende" Investition in die Zukunft.

Quellenverzeichnis

Literaturquellen:

- Anheier, Helmut K./ Seibel, Wolfgang/ Priller, Eckhard/ Zimmer, Annette, Der Nonprofit Sektor in Deutschland, in: Badelt, Christoph (Hrsg.), Handbuch der Nonprofit Organisation, 3. Aufl., Stuttgart (Schäfer-Poeschl) 2002, S. 19-42.

- Arnold Andrea, Marketing, in: Schmidt-Rettig, Barbara/ Eichhorn, Siegfried, Krankenhausmanagementlehre: Theorie und Praxis eines integrierten Konzepts, Stuttgart (Kohlhammer) 2008, S. 521-582.

- Becker, Jochen, Das Marketingkonzept – Zielstrebig zum Markterfolg!, 3. Aufl., Nördlingen (DTV) 2005.

- Becker, Jochen, Marketingkonzeption – Grundlagen des ziel-strategischen und operativen Marketingmanagements, 8.Aufl., München (Vahlen) 2006.

- Birkner, Barbara/ Lüttecke, Henner/ Gürtler, Jochen, Kaufmann/ Kauffrau im Gesundheitswesen, Lehrbuch zur berufsspezifischen Ausbildung, 3. Aufl., Stuttgart (Kohlhammer) 2009.

- Bölt, Ute/ Graf, Thomas, 20 Jahre Krankenhausstatistik, in: Statistisches Bundesamt (Hrsg.), Auszug aus Wirtschaft und Statistik, Wiesbaden (2012), S. 112-138.

- Deutsche Krankenhaus Verlagsgesellschaft (Hrsg.), Krankenhausrechtkompakt kompakt 2011, 20. Aufl., Düsseldorf 2011.

- Deutz, Wolfgang, Marketing als Erfolgsfaktor im Krankenhausmanagement, Frankfurt (Lang, Peter) 1999.

- Eichhorn, Peter/ Seelos, Hans-Jürgen/ Graf von der Schulenberg, J.-Matthias (Hrsg.), Krankenhausmanagement, Jena (Urban & Fischer) 2000.

- Fischer Michael, Das Konfessionelle Krankenhaus, Begründung und Gestaltung aus theologischer und unternehmerischer Perspektive, 3. Aufl., Berlin (LIT) 2012.

- Fischer, Michael, Christliches Profil als Alleinstellungsmerkmal freigemeinnütziger Träger, in: Oberender, Peter O./ Hacker, Jan/ Schommer, Rainer (Hrsg.), Krankenhausträgerpluralität in Deutschland, Bayreuth (P.C.O.) 2009, S. 39-54.

- Fleßa, Steffen, Grundzüge der Krankenhausbetriebslehre, München (Oldenbourg) 2010.

- Gärtner, Heribert W., Zwischen Management und Nächstenliebe, Zur Identität des kirchlichen Krankenhauses, Mainz (Matthias-Grünewald) 1994.

- Hagen, Alexander, Dienstleistungsmarketing im Gesundheitswesen – Das Krankenhaus als Dienstleistungsunternehmen, in: Kramer, Jost W./ Neumann-Szyszka (Hrsg.), Aktuelle Entwicklungen im Dienstleistungsmarketing, Bremen (Europäischer Hochschulverlag) 2009, S. 339-368.

- Haubrock, Manfred/ Meiners, Norbert/ Albers, Frank, Krankenhaus-Marketing, Stuttgart (Kohlhammer) 1998.

- Heringshausen, Gordon, Christliches Profil als Chance für konfessionelle Krankenhäuser, ohne Ort (Grin) 2005.

- Krätzl, Helmut, „Der halbierte Aufbruch" 40 Jahre Pastoralkonstitution Gaudium et spes, in: Pastoral-Theologische Informationen, 25. Jahrgang, Heft 2005-2.

- Leisner, Walter, Das kirchliche Krankenhaus im Staatskirchenrecht der Bundesrepublik Deutschland, in: Marré, Heiner/ Stüting, Johannes (Hrsg.), Essener Gespräche zum Thema Staat und Kirche, Münster (Aschendorff) 1983, S. 9-29.

- Meffert, Heribert, Interpretation und Aussagewert- des Produktlebenszykluskonzepts, in: Hammann, P/ Kroeber-Riel, W/ Meyer C.W., Neuere Ansätze der Marketingtheorie, Berlin (Duncker & Humblot)1974, S. 85-134.

- Meffert, Heribert/ Bruhn, Manfred, Dienstleistungsmarketing, 7. Aufl., Wiesbaden (Gabler) 2012.

- Meffert, Heribert/ Burmann, Christoph/ Kirchgeorg, Manfred, Marketing, Grundlagen marktorientierter Unternehmensführung, 11. Aufl., Wiesbaden (Gabler) 2012.

- Oberender, Peter O./ Hacker, Jan/ Schommer, Rainer (Hrsg.), Krankenhausträgerpluralität in Deutschland, Bayreuth (P.C.O.) 2009.

- Olandt, Hendrik, Dienstleistungsqualität in Krankenhäusern, Wiesbaden (Gabler) 1998.

- Preuß, Olaf, Krankenhausmanagement, Aktionsfelder und Managementinstrumente, München (Oldenbourg) 2013.

- Scheuch, Fritz, Marketing für NPOs, in: Badelt, Christoph (Hrsg.), Handbuch der Nonprofit Organisation, 3. Aufl., Stuttgart (Schäffer-Poeschel) 2002.

- Schwegel, Philipp, Kirchliche Träger im deutschen Krankenhausmarkt – eine theoretische und empirische Analyse, Bayreuth (P.C.O.) 2011.

- Spindler, Jutta/ Schelhase Torsten, Krankenhauslandschaft im Umbruch, in: Statistisches Bundesamt (Hrsg.), Auszug aus Wirtschaft und Statistik, Wiesbaden (2009), S. 641-659.

- Stachel, Kerstin, Patientenorientierte Krankenhausführung, Beiträge des Personalmanagements zur Markenbildung und Kundenorientierung von Krankenhäusern, Wegscheid (WIKOM) 2008.

- Thill, Klaus-Dieter, Kundenorientierung und Dienstleistungsmarketing für Krankenhäuser: theoretische Grundlagen und Fallbeispiele, Stuttgart (Kohlhammer) 1999.

- Tscheulin, Dieter K./ Helmig, Bernd, Krankenhausmarketing - Dienstleitungsmarketing, in: Eichhorn, Peter/ Seelos, Hans-Jürgen/ Graf von der Schulenberg, J.-Matthias (Hrsg.), Krankenhausmanagement, Jena (Urban & Fischer) 2000, S. 206-235.

- Wernitz, Martin H./ Pelz, Jörg, Gesundheitsökonomie und das deutsche Gesundheitswesen, 1. Aufl., Stuttgart (W. Kohlhammer GmbH) 2011.

- Zapp, Winfried/ Oswald, Julia/ Bettig, Uwe/ Fuchs, Christine, Betriebswirtschaftliche Grundlagen im Krankenhaus, 1. Aufl., Stuttgart (W. Kohlhammer GmbH) 2014.

Internetquellen:

- Buchmann, Uta (2010), Aufbau einer Corporate Identity - auch Chefärzte sind gefordert!, online im Internet unter http://www.iww.de/cb/archiv/krankenhausmarketing-teil-2-aufbau-einer-corporate-identity--auch-chefaerzte-sind-gefordert-f24486 (Stand: 20.08.2014).

- Bundesministerium für Gesundheit (2014), Integrierte Versorgung, online im Internet unter http://www.bmg.bund.de/krankenversicherung/zusatzleistungen-wahltarife/integrierte-versorgung.html (Stand: 08.08.2014).

- Grundgesetz für die Bundesrepublik Deutschland (2012), online im Internet unter http://www.gesetze-im-internet.de/gg/BJNR000010949.html (Stand: 25.08.2014).

- Holtel, Markus (2003), Marketing im Krankenhaus: Christliches Profil als Chance, online im Internet unter http://www.aerzteblatt.de/archiv/38812/Marketing-im-Krankenhaus-Christliches-Profil-als-Chance (Stand: 24.08.2014).

- Bundesverband Medizinische Versorgungszentren-Gesundheitszentren-Integrierte Versorgung e.V., Medizinische Versorgungszentren, online im Internet unter http://www.bmvz.de/wissenswertes/mvz-information/medizinische-versorgungszentren/#p1 (Stand:25.08.2014).

- O.V. (2004), Grundvollzüge der Kirche, online im Internet unter http://www.bsbzarchiv.de/unterricht/grundvollzuege_der_kirche.htm (Stand:10.08.2014).

- O.V. (2014), Klinik-Positionierung: Corporate Identity als Leitbild, online im Internet unter http://www.myci.biz/de/blog/klinik-positionierung-corporate-identity-als-leitbild/ (Stand: 20.08.2014).

- Springer Gabler Verlag (Hrsg.), Gabler Wirtschaftslexikon, Stichwort: Nonprofit-Organisation (NPO), online im Internet unter http://wirtschaftslexikon.gabler.de/Archiv/4696/nonprofit-organisation-npo-v12.html (Stand:10.08.2014).

- Springer Gabler Verlag (Hrsg.), Gabler Wirtschaftslexikon, Stichwort: Corporate Identity, online im Internet unter http://wirtschaftslexikon.gabler.de/Archiv/55410/corporate-identity-v7.html (Stand: 20.08.2014).

- Statista (2014), Anteile der Krankenhäuser in Deutschland nach Trägerschaft 2012, online im Internet unter http://de.statista.com/statistik/daten/studie/180058/umfrage/anteile-der-krankenhaeuser-in-deutschland-nach-traegerschaft/ (Stand:08.08.2014).

Rechtsquellenverzeichnis

- Gesetz zur wirtschaftlichen Sicherung der Krankenhäuser und zur Regelung der Krankenhauspflegesätze, Krankenhausfinanzierungsgesetz (KHG), in der Fassung vom 10.04.1991 (BGBl. I S. 886), zuletzt geändert durch Artikel 1 des Gesetzes zum ordnungspolitischen Rahmen der Krankenhausfinanzierung (Krankenhausfinanzierungsreformgesetz – KHRG) am 17.03.2009 (BGBl. I S. 534,534).

- Grundgesetz für die Bundesrepublik Deutschland (GG), in der im Bundesgesetzblatt Teil III, Gliederungsnummer 100-1, veröffentlichten bereinigten Fassung, zuletzt geändert durch Artikel 1 des Gesetzes vom 11. Juli 2012 (BGBl. I S. 1478).

- Sozialgesetzbuch Fünftes Buch (SGB V), Gesetzliche Krankenversicherung, in der Fassung vom 20.12.1988 (BGBl. I S. 2477), zuletzt geändert durch Artikel 2 des Gesetzes zur nachhaltigen und sozial ausgewogenen Finanzierung der Gesetzlichen Krankenversicherung (GKV- Finanzierungsgesetz – GKV-FinG) am 22.12.2010 (BGBl I S.2309,2309).

-